DE LA

RÉSECTION PARTIELLE DE L'ESTOMAC

DANS LES CAS D'AFFECTION ORGANIQUE DU PYLORE

PAR

N. KAHN

DOCTEUR EN MÉDECINE DE LA FACULTÉ DE PARIS

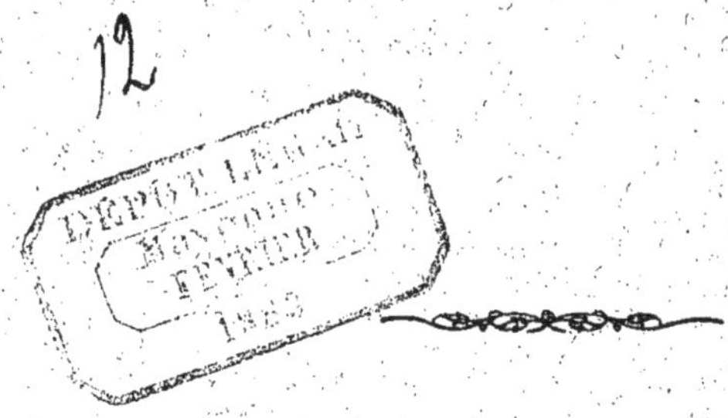

PARIS

ALPHONSE DERENNE

52, Boulevard Saint-Michel, 52

1883

DE LA

RÉSECTION PARTIELLE DE L'ESTOMAC

DANS LES CAS D'AFFECTION ORGANIQUE DU PYLORE

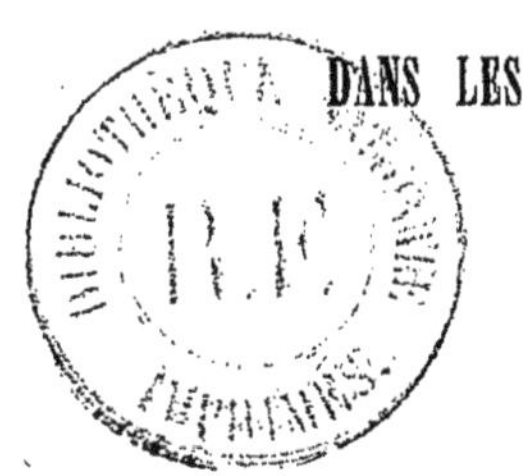

PAR

N. KAHN

DOCTEUR EN MÉDECINE DE LA FACULTÉ DE PARIS

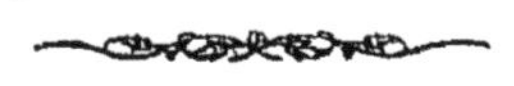

PARIS

ALPHONSE DERENNE

52, Boulevard Saint-Michel, 52

1883

A MES PARENTS

A MES AMIS

A MES MAITRES

A MON PRÉSIDENT DE THÈSE

M. LE Dr LÉON LE FORT

Professeur à la Faculté
Membre de l'Académie de Médecine
Chirurgien de l'Hôtel-Dieu

DE LA

RÉSECTION PARTIELLE DE L'ESTOMAC

dans les cas d'affection organique du Pylore

INTRODUCTION

La résection partielle de l'estomac pour lésion organique du pylore est une opération sur laquelle les chirurgiens les plus autorisés sont encore loin d'avoir une opinion arrêtée. Aussi ne prétendons-nous pas venir trancher cette question. Notre ambition est beaucup plus modeste. Presque toutes les observations relatives à ce sujet ayant été publiées dans des ouvrages étrangers et surtout dans les recueils allemands, nous avons pensé que nous ferions œuvre utile si, mettant à profit notre connaissance de la langue allemande, nous traduisions ces observations, les rassemblant et rendant ainsi leur étude plus facile à nos compatriotes.

Ainsi donc mettre les documents existant sur cette opération à la portée du public médical français, montrer les résultats obtenus jusqu'ici et tirer de l'étude des faits les quelques enseignements qu'ils nous ont paru contenir, tel a été notre but. Si nous donnous, à la fin de ce travail, notre opinion sur ce sujet, nous espérons qu'on ne voudra y voir que le besoin que chacun éprouve d'exprimer les idées qu'a dû faire naître chez lui l'application de l'esprit maintenue pendant quelque temps sur un sujet.

Nous avons séparé ces observations en deux groupes : l'un se rapportant aux résections entreprises pour lésions cancéreuses du pylore, l'autre comprenant les cas où l'opération a été faite pour lésions non cancéreuses. Pour être complet nous les avons fait précéder d'un rapide exposé historique de la question et nous les avons fait suivre de quelques cas où l'opération commencée n'a pas été continuée, le malade ayant été reconnu inopérable. On trouvera à la suite la description du manuel opératoire employé jusqu'ici et enfin les quelques réflexions que nous a inspirées l'étude des faits relatés.

Quant aux observations de Cavazzini, Torelli, Esmarch, Billroth, relatives à des résections de la paroi de l'estomac pour plaies, fistules etc.., nous n'avons pas cru devoir les reproduire comme étant en dehors de notre sujet. On pourra du moins les retrouver facilement, grâce à l'index bibliographique que nous plaçons à la fin de ce travail.

Qu'il nous soit permis de témoigner ici notre reconnaissance à notre savant maître M. le professeur L. Le Fort dont les bienveillants conseils nous ont été d'un puissant secours et qui, en outre, a bien voulu mettre à notre disposition sa riche bibliothèque et accepter la présidence de cette thèse.

Nous remercions aussi bien vivement notre cher maître, M. le Dr Feréol, médecin de l'hôpital de la Charité, pour la bienveillance qu'il nous a toujours témoignée et les bons enseignements que nous avons reçus de lui pendant notre stage dans son service à l'hôpital Beaujon.

HISTORIQUE

La question de résection partielle de l'estomac remonte assez haut puisque, dès les premières années de ce siècle, un médecin allemand, Merrem, fit sur le chien des expériences à ce sujet. Lui-même parle d'un chirurgien de Philadelphie qui avait déjà fait les mêmes recherches (*animadversiones quœdam chirurgicœ experimentis in animalibus factis. Karl Merrem Gissœ*, 1810).

Les expériences furent reprises en 1874, en Allemagne, par Gussenbauer et Wittivarter, ignorant à ce moment celles faites précédemment par Merrem. Après quelques insuccès que les auteurs attribuent au manque de précautions et aux défauts d'un manuel opératoire encore mal assis, ils obtinrent quelques réussites, entre autres le cas d'un chien qui sept mois après l'opération était gras et bien portant et qui, à cette époque, fut sacrifié pour des expériences d'un autre ordre. On peut lire l'exposé de ces recherches *in Arch. de Langenbeck*, n° XIX.

Ces essais furent continués par Kaiser et Werth, qui arrivèrent à enlever à un chien l'estomac tout entier, joignant ensuite le pylore au cardia. Cet animal au bout de huit mois avait augmenté de la moitié de son poids.

Nous ne nous étendrons pas davantage sur ces expériences *in anima vili*, passant à l'exposé des observations prises sur l'homme, observations plus instructives. Pour conserver la marche historique, nous les avons placées par ordre de dates dans chaque groupe.

Observation I.

Péan, 9 avril 1879. (*Gaz. des hôp.* 1877, n° 60) et Péan. Diag. et trait. des tumeurs de l'abd. et du bassin, 1880.

Ce malade atteint de cancer du pylore portait un tel rétrécissement que depuis quelques semaines aucun aliment ne passait plus de l'estomac dans l'intestin. L'estomac présentait une dilatation extrême qui amenait sa grande courbure jusqu'à la simphyse pubienne. Il se trouvait en grand danger de mort par inanition. En effet tous les aliments, même liquides, étaient vomis aussitôt qu'absorbés par la bouche et le malade n'avait, pour se soutenir, que des lavements nutritifs dont il gardait une partie. En 3 mois il avait perdu 64 kil. Ses souffrances étaient horribles, son découragement profond et son intention de se suicider bien arrêtée, quand M. Péan, cédant à ses demandes réitérées, se résolut à pratiquer l'opération le 9 avril 1879.

Le centre de la tumeur correspondait au pylore et ses extrémités se perdaient sur l'estomac et le duodénum. Au niveau de la courbure gastro-duodénale existait un prolongement de la tumeur qui s'étendait sur le mésocolon. La tumeur gastro-duodénale en forme de boudin mesurait 6 centimètres dans le sens transversal et 4 centimètres dans le sens vertical. La tumeur du mésocolon avait la forme et le volume d'un macaron.

On enleva la tumeur et la partie malade du péritoine sans qu'aucune parcelle de contenu stomacal tombât dans la séreuse. L'opération dura 2 heures et 1/2. Les sutures furent faites au catgut.

Les deux premiers jours le malade ne fut nourri que par des lavements, au troisième quelques aliments pris par la bouche furent gardés en grande partie. Le malade en vomit un peu avec une petite quantité de bile. La communication était donc rétablie entre l'estomac et l'intestin. Le pouls qui pendant les premiers jours battait 96 fois, devint petit avec 112 pulsations à la fin du troisième jour. Transfusion de 50 grammes de sang. Le lendemain le pouls redevenant petit, nouvelle transfusion de 80 grammes. Mais dans la nuit du quatrième au cinquième jour survint un grand affaiblissement et le malade mourut le lendemain matin, sans avoir présenté le moindre symptôme de péritonite.

Il n'y eut pas d'autopsie.

Observation II.

Rydygier à Kulm, 16 novembre 1880. *In Deut. Zeitsch. für chir.* Bd. XIV, p. 253.

Homme de 64 ans 9 mois. Sa mère est morte phtisique, son père est mort de vieillesse. Ne connaît personne des siens qui soit mort de cancer. Enfance sans maladie. Vers l'âge de 40 ans a commencé à souffrir d'hémorrhoïdes qui saignent de temps en temps, la dernière fois deux jours avant l'opération. Depuis environ deux ans il ressent des douleurs dans l'estomac, n'en ayant jamais eu auparavant. Dit n'avoir jamais été buveur. Depuis quatre ou cinq semaines il a des vomissements et les douleurs ont augmenté malgré un régime et la morphine. Il est réveillé toutes les nuits par des douleurs qui durent de minuit à quatre ou six heures du matin moment où des vomissements de matières alimentaires les apaisent un peu. Le malade ne prend d'ailleurs qu'un peu de soupe et quelques biscuits. Il a perdu beaucoup de ses forces et dans ces derniers temps a des vertiges quand il se met debout.

Le poumon droit présente un point d'induration sous la clavicule; Souffle anémique au cœur et dans les gros vaisseaux.

A un travers de doigt au-dessus de l'ombilic on trouve une tumeur assez mobile, sensible à la pression, de 3 travers de doigt de long sur 2 de large, dépassant des deux côtés la ligne blanche. La miction est souvent un peu douloureuse. Urine acide, un peu trouble, ne contenant pas d'albumine.

L'opération eut lieu le 16 novembre 1880 après avoir vidé l'estomac et l'intestin par de l'huile de ricin et des lavements. Les deux jours qui précédèrent l'opération, le malade ne fût plus nourri que par des lavements nutritifs.

Pendant l'opération il se produisit une déchirure du duodénum dont les parois étaient très amincies. Mais l'opérateur pense qu'il n'est rien coulé dans le péritoine du contenu de l'intestin. Les sutures profondes furent faites à la soie phéniquée, les sutures superficielles au catgut. Durée de l'opération : quatre heures, pendant lesquelles on dut ranimer deux fois le malade par des injections sous-cutanées de camphre.

L'examen de la partie réséquée montra que la tumeur était un squirrhe. Elle était presque cylindrique, d'une longueur de 5 centimètres, d'une épaisseur de 3 centimétres et demi. La lumière n'admettait qu'avec peine l'entrée d'une pince à dissection fermée.

Le malade ne reçut après l'opération qu'un peu de vin avec dix gouttes de teinture d'opium par la bouche ; avec cela, trois lavements de peptone. A minuit le malade devint agité. Injection sous-cutanée de morphine. Entre 2 et 3 heures, douleurs dans la poitrine. Mort à 4 heures.

Autopsie. — Toute la tumeur avait été enlevée ; pas de points cancéreux dans les autres organes de l'abdomen. Pas de trace de péritonite. Les sutures de l'estomac avec le duodénum tenaient si bien que de l'eau ayant été versée dans l'estomac après ligature du duodénum, pas une goutte ne passa par la ligne de réunion.

Observation III.

Billroth. 29 janvier 1881. *In Wiener Medi. Wochensch.* 1881. N° 6.

Femme de 43 ans, bien portante auparavant ; mère de huit enfants tous vivants. Elle tomba malade, paraît-il, assez rapidement en octobre 1880, époque où apparurent des vomissements. Bientôt se montrent tous les symptômes du cancer de l'estomac avec rétrécissement du pylore. Elle n'a eu que quelquefois des vomissements noirs. L'amaigrissement est considérable et le pouls peitt et faible depuis six semaines. Depuis ce temps elle ne conserve plus, en fait d'aliments, qu'un peu de lait caillé. Dans la région du pylore on trouve une tumeur du volume moyen d'une pomme.

L'opération pratiquée le 29 janvier 1881 dura 1 heure 1/2.

Après l'opération, pas de faiblesse, pas de douleur, plus de vomissements. La malade alimentée le premier jour seulement par des lavements, prend ensuite un peu de lait caillé. Puis on lui donne progressivement une alimentation plus substantielle. Il n'y eut aucune fièvre et quelques jours après l'opération le pouls était beaucoup plus plein et plus calme qu'avant. La convalescence continua ainsi sans encombre et la malade sortit de l'hôpital vers le 25me jour.

L'examen de la partie réséquée fit reconnaître un cancer colloïde. Elle ne mesurait pas moins de 14 cent. du côté de la grande courbure, et ne laissait passer que difficilement un tuyau de plume.

Le 11 mars. — La malade se portait très bien et mangeait de toute espèce d'aliments. Son état se continua ainsi jusque dans la première quinzaine de mai. Elle mourut dans la nuit du 23 au 24 mai.

L'autopsie faite à ce moment fit reconnaître une récidive du cancer colloïde s'étendant sur les parois de l'estomac, le colon transverse et les parties voisines du jejunum et du duodénum.

L'estomac avait une forme normale, pas de sténose au point de réunion. On ne trouvait que difficilement sur la muqueuse la trace de l'opération.

Observation IV

Billroth. 28 fév. 1881, in Wolfler. Ueber die von H. P. Billroth ausgeführten resect. des carcin. Pylorus. Vienne 1881.

Femme de 39 ans. Entrée à la clinique le 24 février. Dyspeptique depuis sept mois, pesanteur dans la région stomacale et renvois après chaque repas d'aliments solides. Il y a deux mois a eu des symptômes de péritonite localisée à la région stomacale. Depuis quelques semaines ne supporte plus que de la soupe, du lait et du café. Selles ne se produisant que tous les six ou huit jours. N'a pas eu de vomissement jusqu'ici.

A son entrée, elle était très amaigrie et très anémique. Le carcinome se présentait sous la forme d'une tumeur dure siégeant à gauche de l'ombilic. Il n'y avait pas à songer à une adhérence avec le foie, mais il paraissait probable qu'il y en avait avec la paroi abdominale. La langue est un peu chargée, le pouls petit, la température normale.

Opération le 28 février. Durée trois heures. La tumeur était un peu adhérente à la face postérieure de la paroi abdominale. Il fallut placer sur l'estomac 58 points de suture.

La partie réséquée avait sur la grande courbure une longueur de 10 cent., 5 cent. sur la petite courbure et mesurait 6 cent. dans sa plus grande largeur. L'examen microscopique fit reconnaître un cancer épithélial.

Pendant les premiers jours qui suivirent l'opération, la malade eut des vomissements. Ce phénomène qui ne s'était jamais produit avant l'opération, fit penser à une péritonite. Mais le pansement ne contenait pas de pus, et il n'existait ni fièvre, ni météorisme. Ces vomissements continuant, Billroth se résout à ouvrir de nouveau la plaie pour établir une fistule duodénale. L'estomac était considérablement dilaté, l'opérateur place un drain dans le duodénum. La malade mourut au bout de trente heures, le huitième jour après l'opération.

L'autopsie ne montra pas trace de péritonite.

Ici nous sommes obligé d'ouvrir une parenthèse. La malade dont on vient de lire l'observation n'avait jamais vomi avant l'opération, et est prise de vomissements quotidiens après, alors qu'il n'existait aucun symptôme de péritonite. A quoi pouvait tenir ce phénomène? Telle est la question que se posait Billroth, et c'est par une considération de manuel opératoire qu'il la résolut. Nous devon donc l'exposer.

Lorsque, la tumeur enlevée, on veut procéder à l'affrontement du duodénum avec l'estomac, on trouve que, grâce à la dilatation stomacale, la circonférence de section du duodénum est bien plus petite que celle de l'estomac. Il faut donc réduire celle-ci, et jusqu'ici les opérateurs l'avaient fait en fermant par des sutures la partie inférieure de la section, à partir de la grande courbure, mettant le duodénum sur la même ligne que la petite courbure.

C'est précisément dans cette disposition que Billroth trouva la cause de la difficulté de passage pour les aliments de l'estomac dans le duodénum. Car il s'était ainsi formé à la partie droite de la grande courbure un diverticulum. Aussi dorénavant modifiera-t-il son manuel opératoire comme il suit. Il fera la section du duodénum et de l'estomac suivant une ligne oblique de haut en bas et de gauche à droite, suturera la partie supérieure de la section stomacale à partir de la petite courbure mettant le duodénum en rapport avec la grande. Une troisième disposition a été proposée. Elle consiste à couper le duodénum verticalement et l'estomac suivant une ligne brisée composée de trois droites, la supérieure oblique de haut en bas et de gauche à droite à partir de la petite courbure, l'inférieure oblique de haut en bas et de droite à gauche rejoignant la grande courbure, et la médiane verticale reliant les deux précédentes entre elles. On suturerait les incisions supérieure et inférieure, la médiane servirait à recevoir le duodénum. Rydygier fut obligé une fois, pour réduire le calibre de la section stomacale, de réséquer un lambeau triangulaire de la grande courbure.

Cette explication donnée, nous continuons l'exposé de nos observations.

Observation V

Billroth, 12 mars 1881. Ibid.

Femme de 38 ans, entrée le 8 mars, a des douleurs d'estomac depuis un an. Depuis avril 1880, vomissements quotidiens, et depuis le mois d'octobre elle ne supporte plus que des aliments liquides. Depuis cette époque les douleurs sont très vives, et la malade a remarqué la présence d'une tumeur. Selles très rares, souvent une fois seulement par semaine. Les règles ont cessé depuis juillet 1880 et dans les derniers mois elle a maigri beaucoup.

État présent. — Très anémique, très maigre; muqueuses pâles, peau sèche. Pouls 88. En haut et à droite de l'ombilic existe une tumeur plus grosse qu'un œuf de poule, pas nettement délimitable, douloureuse à la pression, n'adhérant pas à la paroi abdominale, changeant de place suivant les mouvements respiratoires.

On ne trouve pas de dilatation de l'estomac. Le malade rend la viande qu'on lui fait prendre et ses vomissements contiennent un peu de sang. Elle garde bien le lait, le café et le jus de viande.

Opération le 12 mars. Le carcinome adhérait au pancréas. L'opération dura 2 heures et demie, 36 sutures sur l'estomac faites avec la soie phéniquée.

La partie resequée a plus de 12 centimètres sur la grande courbure et 5 sur la petite et admet l'introduction du doigt. L'examen microscopique fit reconnaître un cancer médullaire. Mort à 10 heures du soir.

Autopsie. — Forme et dimensions de l'estomac à peu près normales. La coupe du duodénum a passé à environ 5 centimètres de l'embouchure du canal cholédoque de sorte que ce canal et le canal pancréatique se trouvent tout à fait en dehors du champ opératoire. Sur la tête du pancréas et dans le petit épiploon se trouvent deux ganglions carcinomateux, l'un de la grosseur d'un pois, l'autre de la grosseur d'une noisette.

Nous ferons remarquer ce que l'opérateur dit de la situation du canal pancréatique en dehors du champ opératoire, ce détail nous paraissant important.

Ajoutons que l'auteur fait suivre l'observation de cette réflexion que dorénavant il regardera l'adhérence de la tumeur avec le pancréas comme une contre-indication et se contentera, l'incision exploratrice faite et cette adhérence constatée, de refermer la plaie abdominale sans pousser plus loin.

Observation VI

Nicolaysen, 17 mars 81. Nordiskt mediciniskt arch. Bd. XIII.

Femme de 37 ans. Pas de cancéreux chez ses ascendants. Depuis neuf ou dix mois elle ressent des douleurs dans l'hypocondre droit, douleurs accompagnées plus tard de pyrosis et de vomissements. Depuis l'automne 1880 la malade a remarqué la présence d'une tumeur à l'épigastre. Elle a perdu beaucoup de ses forces dans la fin de la même année. A son entrée, le 12 mars, elle est très amaigrie. On constate une dilatation très accentuée de l'estomac et à droite de la ligne médiane, à hauteur du huitième cartilage costal, une tumeur assez mobile.

Sur sa demande elle fut opérée le 17 mars. La tumeur n'avait pas d'adhérence, mais le grand épiploon contient quelques gros ganglions qu'on enlève. Le duodénum fut relié à la petite courbure. Les sutures furent faites au catgut par le procédé de Jobert.

La partie réséquée, longue de 9 centimètres, admet l'introduction du petit doigt. Son examen microscopique fit reconnaître un cancer épithélial à cellules cylindriques siègeant dans la muqueuse. La tunique musculaire, bien que non atteinte, est très épaissie.

Après l'opération les lavements nutritifs ne sont pas gardés. A minuit et demi mort en collapsus.

Autopsie. — On constate la présence de gaz dans la cavité abdominale. Dans la région opératoire la séreuse présente une coloration rouge-brun et est couverte d'un très léger exsudat fibrineux. En pressant un peu sur la région des sutures on fait sourdre un peu de liquide par deux des points. Les bords de la muqueuse ne sont pas partout en contact. L'intestin grêle présente quelques ecchymoses. Les autres organes ne contiennent pas de dépôt carcinomateux.

L'auteur attribue la mort à la faiblesse et à l'inanition. Il pense que l'emploi du catgut n'a pas réussi, et déclare qu'il emploiera désormais la soie phéniquée.

Observation VII

Bardenheuer. 18 mars 1881. *Die drainirung der perit. höhle.* Bardenheuer 1881.

Femme de 54 ans. Après l'incision on trouve que le carcinome s'étend sur la paroi antérieure jusqu'au colon transverse. Il est en plus adhérent avec le pancréas. Le duodénum fut rattaché à la grande courbure, les sutures faites à la soie phéniquée. Durée de l'opération une heure.

La malade alla assez bien pendant les premières heures, puis vingt heures après l'opération elle fut prise de dyspnée et de vomissements de sang. La mort survint six heures après.

A l'autopsie on trouva une assez grande quantité de sang dans l'estomac, mais pas de traces de péritonite.

Observation VIII

Wölfler. 8 avril 1881, *in Ueber die von H. professor* Bilhroth etc.

Femme de 52 ans, présentant avec un carcinome du pylore une assez forte dilatation de l'estomac. La tumeur avait le volume d'une pomme, était mobile et paraissait bien isolable.

La partie réséquée avait une longueur de 12 centim. à la grande courbure. Il s'agissait d'un cancer colloïde.

Les suites de l'opération furent des meilleures. Le dixième jour la malade prenait de la viande. La paroi était réunie par première intention et la pression sur la région stomacale ne causait aucune douleur. L'état de cette malade se conserva toujours très bon et elle put bientôt sortir de l'hôpital.

Une note de l'auteur publiée dans le Wiener Woch. et datée du 8 avril 1882, c'est-à-dire un an juste après l'opération, apprend qu'à cette époque l'opérée continue à se porter très bien, mangeant et digérant toute espèce d'aliments et n'ayant pas le moindre signe de récidive.

Observation IX

Berns. 23 avril 1881. *Wiener medi. Wochensch.* 1881, nº 50.

Femme de 49 ans. Malade depuis trois ans, regardée d'abord comme atteinte de catarrhe chronique de l'estomac. Il y a un an les symptômes devinrent tels qu'on songea à un carcinome, mais il n'y a que quatre mois qu'on sent une tumeur dans la région pylorique. Les signes de rétrécissement du pylore s'accusèrent de plus en plus et quand Berns vit la malade, en avril 1881, malgré son état encore assez bien conservé, elle présentait une dilatation très marquée de l'estomac. Vers l'ombilic, on sentait une tumeur grosse comme une pomme, peu mobile.

A l'opération, on trouve le pylore très adhérent avec le pancréas. Le foie est libre. Pendant l'isolement du pylore, la veine cave se trouva découverte sur une longueur de 10 centimètres. Il fallut jeter des ligatures en plusieurs endroits sur le pancréas. Le duodénum fut rejoint à la grande courbure. La partie excisée s'étendait assez loin sur la petite courbure. Il fallut plus de cent sutures.

Mort quatre heures après l'opération.

A l'autopsie, on trouva les sutures encore très solides, la communication entre l'estomac et le duodenum bien libre. Un peu de sérosité sanguinolente dans la cavité abdominale.

Observation X

Jurié. *Wiener med. Wochensch.* 1881, nº 23.

Nous ne pouvons donner que les renseignements suivants sur cette observation dont les détails n'ont pas été publiés.

Le carcinome paraissait très mobile à l'examen extérieur. Après son ablation on reconnut que le duodenum adhérait fortement au pancréas dont il fallut enlever une partie pour pouvoir affronter le duodénum et l'estomac.

La mort survint rapidement.

Observation XI

Czerny. 21 juin 1881. *Arch. de Langenbeck.* Bd. 27 Hft. 4.

Femme de 28 ans. Pas d'antécédents héréditaires, n'avait jamais été malade. Sa maladie ne remonterait pas plus haut que dix semaines. Avant cette époque, elle n'avait ressenti aucune douleur, n'avait jamais vomi, avait bon appétit. Les premiers symptômes furent une douleur à l'épigastre après chaque repas, douleur s'irradiant dans la poitrine. La malade dit qu'à partir de ce moment elle sentait son estomac gonfler pour peu qu'elle prît des aliments. Puis parurent les vomissements deux ou trois heures et même plus longtemps après les repas. Toutefois ce symptôme ne date que de cinq ou six semaines. Les matières vomies avaient un goût acide et n'étaient jamais colorées par du sang. Dès le commencement, les selles devinrent rares, tous les quatre ou cinq jours seulement.

A son entrée, le 18 mai, la malade est très amaigrie. Elle présente une énorme dilatation de l'estomac dont la grande courbure arrive tout près de la symphyse, fait qui, pour plus de sûreté, fut vérifié par l'introduction d'une longue sonde œsophagienne dont l'extrémité se fit nettement sentir au-dessus du pubis.

Au palper on trouve dans la région répondant au pylore une tumeur paraissant cylindrique, à surface lisse. Un palper un peu prolongé amène des mouvements péristaltiques bien perceptibles sous l'influence desquels la tumeur devient un peu plus dure. La tumeur est d'ailleurs extrêmement facile à délimiter. Après le vidage par la pompe l'estomac revient sur lui-même et la tumeur se porte à gauche de l'ombilic. On soumit la malade à un pompage régulier, son régime se composant de soupe, lait, œufs, vin, viande râpée. Les vomissements devinrent rares et les selles régulières. L'urine était normale.

Le poids du corps était le 23 mai 49 kil. 290, le 31 47 kil. 350, le 20 juin 47 kil. 100.

L'opération eu lieu le 21 juin, dura deux heures un quart. On employa la soie phéniquée pour les sutures de l'estomac qui furent au nombre de 52.

La partie réséquée, d'une longueur de 9 cent. 5 à la petite courbure et 5 cent. à la grande, avait à son extrémité stomocale une circonférence de 20 cent. et de 7 cent. à son extrémité duodénale. L'examen microscopique fit reconnaître un cancer colloïde. Pendant l'opération on trouva dans l'épiploon gastro-hépatique deux petites nodosités squirrheuses qui échappèrent à la main de l'opérateur avant qu'il ait pu les extirper.

Après l'opération la malade ne prit pendant les cinq premiers jours que des aliments liquides, et des lavements nutritifs. La nourriture fut ensuite rendue graduellement plus substantielle. La température qui le deuxième jour arriva à 38°, ne dépassa plus après cela les limites normales. Le deuxième jour, émission spontanée d'urine normale. Le quatrième jour, parurent les premiers selles spontanées qui ne tardèrent pas à devenir complètement normales. Le septième jour, première visite du pansement. La plaie abdominale est guérie, les sutures sont retirées. Le 10 juillet la malade se levait.

Poids du corps. Le jour de l'opération, 21 juin 47 kil. 100, le 18 juillet 48 kil. 850, le 26, 52 kil. 600, le 27 la malade quittait la clinique.

La malade fut revue au milieu d'octobre. Elle avait un excellent aspect, pesait 61 kil. 700. Plus de dilatation de l'estomac. Pas de douleurs après ses repas, plus de renvois, plus de vomissements.

A la fin de janvier 1882 elle continuait à se porter très bien.

Observation XII

Lücke, 25 juin 81. *Deutsche Zeitsch. für chir.* Bd. XVI.

Homme de 33 ans, n'ayant jamais été malade. Pas d'antécédents héréditaires, a cinq enfants bien portants. Il y a cinq mois commencèrent des douleurs dans la région de l'estomac ; ces douleurs paraissaient quelque temps après les repas et dans la nuit. L'appétit a toujours été bon, il n'a jamais eu de vomissements. Selles régulières, n'y a jamais remarqué de sang. Depuis trois mois et demi le malade a remarqué la présence vers la ligne blanche d'une tumeur douloureuse.

A son entrée il est un peu anémié ; son aspect n'est pas précisément cachectique. A la palpation on trouve à gauche de la ligne blanche et tout à côté d'elle une tumeur grosse un peu plus qu'un œuf de poule, à surface un peu mamelonnée et très mobile, changeant de place suivant la position du malade. En remplissant l'estomac d'acide carbonique, la tumeur passe à droite à hauteur de la ligne *du mamelon*. Malgré des injections de morphine le patient dort mal.

Aux deux premiers lavages du matin on retira de l'estomac des aliments du repas de la veille. Il y avait donc une certaine gêne apportée au passage des aliments par le pylore.

Le peu de trouble des fonctions stomacales étant donné le volume de la tumeur, surtout le manque de vomissements, et la mobilité extrême de cette tumeur firent penser d'abord qu'elle siégait dans l'épiploon. Ce n'est qu'après plusieurs examens approfondis que le professeur Kussmaul se prononça pour le diagnostic cancer du pylore, se basant sur les caractères suivants :

1° La présence dans l'estomac des aliments douze heures après leur ingestion ; 2° L'agrandissement très manifeste de la zône de sonorité à la percussion quand on remplissait l'estomac d'acide carbonique ; 3° La régularité avec laquelle la tumeur se porte à droite proportionnellement à la quantité d'acide carbonique introduit. Le malade passa donc dans la clinique de Lücke où il fut opéré.

Mort dix heures après l'opération. Trois quarts d'heure après la mort on trouvait encore une température de 38°,2. Le pouls était arrivé à 160.

La partie réséquée qu'on avait dû détacher du pancréas avec lequel elle avait des adhérences, mesurait 10 centim. sur la grande courbure et 5 centim. à la petite, avec une circonférence de 16 centim. Le pylore admettait l'introduction du petit doigt. L'examen microscopique fit reconnaître un squirrhe.

Autopsie. — Cœur très mou, valvules injectées de sang. Les deux poumons mous, congestionnés, présentant de l'œdème à leur partie inférieure. Derrière le pancréas on trouve des ganglions squirrheux.

L'auteur pense que la mort peut en grande partie être attribuée à l'état du cœur qui aurait été frappé de paralysie réflexe, grâce à cinq heures d'anesthésie.

Nous avons donné cette observation dans tous ses détails à cause de l'intérêt particulier qu'elle nous a paru présenter au point de vue du diagnostic qui, en effet, était des plus difficiles à établir.

Nous appelons particulièrement l'attention sur ce fait que, malgré une mobilité étonnante à l'examen extérieur, la tumeur fut trouvée adhérer au pancréas sur une longueur de plusieurs centimètres. Cet exemple montre bien que cette mobilité ne suffit pas pour établir que le pylore est libre de toute adhérence.

Observation XIII

Kronlein, 4 juin 1881. Korrespond. blatt für schwiez. Aertze 1882.

Femme de 54 ans, souffrant de douleurs d'estomac depuis quatre ou cinq mois. Depuis huit semaines elle a perdu beaucoup de ses forces. Au-dessus de l'ombilic on sent une tumeur très mobile, de la grosseur d'un œuf de pigeon. Sur sa demande elle fut opérée.

Après l'incision on trouva que la tumeur était plus grosse que le poing, très adhérente par sa face postérieure, s'étendant jusque sur la partie horizontale supérieure du duodénum. Pour l'isoler et pouvoir amener l'estomac, il fallut désinsérer le grand épiploon à la grande courbure sur une longueur de 10 c. m.

Mort vingt-quatre heures après l'opération. A l'autopsie on trouva que l'infiltration carcinomateuse s'étendait dans la région des grands vaisseaux, dans les ganglions lymphatiques et dans le foie.

Nouvel exemple d'une tumeur très mobile en apparence et présentant, en réalité, des adhérences très étendues.

Observation XIV

Kitajewsky, 16 juillet 1881. Centralbl. für chirurg. 1881, p. 783.

Femme de 52 ans, très affaiblie. A l'opération on trouva la tumeur beaucoup plus grosse qu'elle paraissait. Elle comprend le pylore et s'étend sur la petite courbure. Le duodénum est très peu atteint. A l'ouverture de l'estomac il s'écoula beaucoup de liquide, mais pas une goutte ne tomba dans la cavité abdominale. Au commencement de l'opération qui dura quatre heures, il fallut ranimer l'opérée par une injection d'éther.

Après l'opération le pouls devint de plus en plus petit, la respiration fréquente. Mort 6 heures après.

Autopsie. — Péricardite chronique, plusieurs points de pleurésie chronique, sclérose des artères coronaires. Un peu de sang dans la cavité abdominale mais pas une goutte du contenu de l'estomac. Légère injection du grand épiploon et de l'enveloppe séreuse de l'estomac. Pas de dépôt cancéreux dans les autres organes. La forme de l'estomac est bonne. Les sutures tiennent bien, celles de la petite courbure laissent passer un peu de liquide quand on écarte un peu les bords. On avait réséqué 9 c. m. de la grande courbure, 10 de la petite.

Observation XV

Weinlechner, 18 août 1881. Centralb. für chir. 1882. N° 21.

Homme de 47 ans. Aspect très cachectique, opéré sur sa demande. La tumeur était énorme, très adhérente de tous côtés. Il fallut la séparer de l'épiploon et du pancréas par le couteau et du lobe gauche du foie par le thermo-cautère.

L'opération dura cinq heures. La mort survint cinq heures après.

Observation XVI.

Billroth, 23 octobre 1881. *Wien. méd. Wochensch*, 1881, nº 51.

Femme de 36 ans, souffrant de l'estomac depuis le mois de juillet. De deux à quatre heures après le repas elle est prise régulièrement de vomissements dans lesquels elle rend la plus grande partie des aliments ingérés. Jamais les vomissements n'ont contenu de sang. Depuis la fin de juillet elle a remarqué, dans la région pylorique, la présence d'une petite tumeur. Dans le dernier mois elle a maigri beaucoup. En effet à son entrée elle ne pèse que 35 kil., paraît très affaiblie, et très anémique.

Au palper on trouve dans la région épigastrique une tumeur un peu plus grosse qu'une noix et faisant si bien saillie qu'elle est appréciable aussi bien à l'œil qu'à la main.

L'opération dura 1 h. 1/2. Pendant l'isolement du péritoine on extirpa trois ganglions gros, les deux premiers comme un haricot, le troisième un peu plus qu'un pois. L'examen histologique de ces ganglions démontra plus tard qu'ils n'étaient pas carcinomateux. Quant à la tumeur elle-même elle était formée par un cancer glandulaire.

Dès le lendemain la malade prenait et gardait du lait et de la soupe. Le 25e jour elle quitta le lit. Le 12 décembre, elle avait déjà gagné 1 kil. 1/2.

La note de Wolfler, du 8 avril 1882, dont nous avons parlé à la suite de notre observation VIII, fait savoir qu'à cette époque (5 mois après l'opération) l'opérée continuait à jouir d'une bonne santé, se nourrissant normalement.

Observation XVII.

Billroth, 5 novembre 1881. Ibid.

Homme de 44 ans, présentant les signes d'un cancer du pylore avec une grande dilatation de l'estomac.

L'opération fut compliquée par l'énucléation qu'on dut faire d'un petit ganglion rétro-péritonéal, ce qui amena une assez forte hémorrhagie et par la nécessité où l'on se trouva de détacher la partie transverse supérieure du duodénnm de la tête du pancréas à laquelle elle adhérait. Pendant ce temps de l'opération il s'écoula du suc pancréatique dans la cavité péritonéale.

On pansa à l'iodoforme. Le malade mourut le matin du troisième jour en collapsus avec un peu de péritonite locale.

Ici prennent place deux cas opérés par Bardenheuer. Nous n'avons pu recueillir que quelques renseignements sur ces deux opérations, les observations n'en ayant pas été publiées. Les quelques indications que nous donnons sont tirées du tableau de Rydygier (in Sammlung klin. vortrage (n° 220) à qui elles ont été communiquées par lettre particulière.

Il en est de même des deux observations suivantes XX et XXI : la première de Gussenbauer, la seconde de Langenbeck. Ces deux observations seront publiées dans le compte-rendu *in-extenso* du XIe Congrès des chirurgiens allemands (Berlin 1882), ouvrage qui n'a pas encore paru au moment ou nous écrivons ces lignes.

Observation XVIII et XIX (Bardenheuer).

In Rydygier. Sammling. Klin. Vortrage 1882, nº 220.

Premier cas. — Carcinome du pylore. Mort le huitième jour à la suite d'une péritonite de la région opératoire.

Deuxième cas. Carcinome du pylore. Adhérences avec le pancréas. Mort le deuxième jour.

Observation XX (Langenbeck).

Il s'agit d'un cas opéré par ce chirurgien où le pancréas fut profondément intéressé. Mort en collapsus peu de temps après l'opération.

Observation XXI (Gussenbauer).

La grande mobilité de la tumeur donnait bon espoir au chirurgien. Malgré cette mobilité la tumeur était très adhérente au pancréas dont il fallut enlever et lier une partie. L'opéré mourut seize heures après en collapsus.

Nous pourrions faire suivre cette observation des mêmes réflexions que les observations XII et XIII.

Observation XXII

Southam, 5 avril 1882. The british medical Journal 1882, nº 1126.

Homme de 43 ans, souffrant depuis quatre mois de symptômes d'une obstruction du pylore. Cet homme a maigri rapidement, et à son entrée, le 13 mars 1882, il pèse 8 st. 7 lbs. (environ 51 kil.). Il ne garde aucun aliment solide, les vomissant une heure après le repas avec un peu de sang. Les liquides pris en petite quantité étaient conservés. Constipation très prononcée, une selle tous les huit jours, les matiéres sont noirâtres, goudronnées. Douleurs très vives dans la région épigastrique augmentant d'intensité par l'ingestion d'aliments solides.

On trouve dans la région qui correspond au pylore une tumeur de la grosseur d'une orange, dure, un peu mamelonnée, mobile et douloureuse à la pression. Pas de signes de dilatation stomacale. Les autres viscères semblent indemnes. Vu la mobilité de la tumeur, on la regarda comme propre à être opérée, ce qui eut lieu le 5 avril 1882, par la méthode de Billroth et Wolfler.

L'examen de la partie réséquée montra que l'on avait affaire à un squirrhe.

La mort survint quatorze heures après.

Observation XXIII

Fort, 17 avril 1882. *Gaz. des hôp.* 1882, n° 123.

Femme de Rio de Janeiro présentant tous les symptômes fonctionnels et physiques du cancer de l'estomac. La malade était extrêmement maigre, la tumeur, visible à l'œil, suivait les mouvements respiratoires. Mesurée à travers la paroi abdominale, elle a à peu près 8 centimètres de longueur sur 6 de hauteur. Elle siège immédiatement au-dessus de l'ombilic, loin du foie.

Le 9 novembre 1881 on voulut opérer. Mais ignorant à ce moment ce que les chirurgiens allemands avaient déjà tenté souvent dans ce cas, l'observateur ayant reconnu, après l'incision, que la tumeur occupait une partie de l'estomac et le pylore, n'alla pas plus loin et referma la plaie abdominale qui guérit d'ailleurs en 7 jours.

Quelques mois après la malade fait appeler de nouveau le chirurgien. Elle vomissait tout ce qu'elle prenait et était dans un état de aiblesse extrême. Ayant lu alors les opérations de Billroth et autres, le chirurgien se décide à enlever la tumeur qui avait encore augmenté de volume depuis le premier examen.

La tumeur adhérait en arrière au pancréas, à la veine porte et aux autres organes du pédicule hépatique. La dissection fut très laborieuse mais se termina heureusement. Il en fut de même pour des adhérences avec le colon transverse. On enleva de nombreux ganglions dégénérés situés dans le grand et le petit épiploon. L'opération dura 2 h. La malade mourut peu de temps après sans avoir pu être réveillée.

La masse enlevée pesait 300 gram.

Observation XXIV

Hahn. 19 mai 1882. Berlin. Klin. Wochensch. 1882. N° 37.

Femme de 63 ans, souffrant depuis six mois de douleurs d'estomac. Une heure ou deux après ses repas elle a des renvois et des vomissements acides qui jamais n'ont été sanguins ni couleur chocolat. Depuis quelque temps elle a maigri et s'est affaiblie beaucoup ; elle tient le lit depuis trois semaines.

Entrée à l'hôpital le 5 mai avec le diagnostic iléus. En effet depuis quinze jours elle n'a pas eu de selles et présente des vomissements fécaloïdes.

Le lavage de l'estomac en fait sortir une grande quantité de matières fécaloïdes. Les vomissements cessent bientôt d'être fécaloïdes et deviennent glaireux.

On trouve à droite de l'ombilic une tumeur grosse comme le poing, douloureuse à la pression et se déviant à droite quand on distend l'estomac par l'acide carbonique.

La dilatation de l'estomac est énorme, la grande courbure se trouvant à un doigt au-dessus de la symphyse pubienne et la petite un doigt au-dessus de l'ombilic. La tumeur est très mobile.

La malade alla assez bien pendant les premiers temps qui suivirent l'opération. Mais le septième jour les vomissements fécaloïdes reparurent et la mort survint tout à coup avee l'apparence d'une péritonite par perforation.

A l'autopsie on trouva du gaz dans la cavité abdominale. La partie antérieure des sutures duodéno-stomacales était défaite sur une largeur de 2 ou 3 cen. Dans le colon on trouva une grande quantité de matières fécales.

La partie réséquée avait sur la grande courbure une longueur de 11 centimètres, de 8 sur la petite. Elle n'adhérait d'ailleurs pas au pancréas.

Observation XXV (Richter).

25 mai 1882. — The San Francisco western lancet. — Juillet 1882.

Homme de 51 ans, souffrant de douleurs d'estomac depuis dix mois. Depuis six semaines ont paru des vomissements qui contiennent du sang mêlé aux matières alimentaires. Il a perdu 40 livres depuis le commencement de sa maladie. Il présente une forte dilatation de l'estomac et dans la région pylorique on trouve une tumeur de la grosseur d'une petite pomme qui, après les vomissements se porte un peu à gauche.

Après l'incision on trouva la tumeur trois fois plus grosse qu'on ne pensait ; le cancer s'étendait sur la petite courbure. La partie réséquée comprenait l'extrémité pylorique de l'estomac, le pylore à un demi pouce du duodénum.

Mort trois heures après. Il n'y eut pas d'autopsie.

Observation XXVI (Kohler).

2 septembre 1882. — The medical. herald. — Louisville 1882, n° 41.

Femme de 65 ans, portant un cancer du pylore dont le diagnostic était fait depuis six mois. La tumeur s'étendait du pylore au milieu de la grande courbure.

Mort six heures après.

Observation XXVII (Caselli).

14 juin 1882. — *Italia medica.* — Juin 1882.

Il s'agit d'une femme atteinte de cancer du pylore avec sténose et dilatation de l'estomac.

L'opération dura deux heures, On employa environ 50 sutures. La partie réséquée de forme elliptique mesurait 12 centimètres à la grande courbure et 10 à la petite.

La mort survint sept heures après l'opération.

L'autopsie fit voir que les sutures tenaient bien, et qu'il n'y avait pas de dépôt cancéreux dans les autres organes.

RÉSECTIONS DU PYLORE POUR ULCÈRE AVEC RÉTRÉCISSEMENT.

Observation XXVIII (Rydygier).

21 nov. 1881. Berliner Klin. Wochensch. 1882. n° 3.

Femme de 30 ans dont le père est mort âgé de plus de 70 ans, la mère est morte en couche; ses frères et sœurs sont bien portants et elle ne connaît aucun membre de sa famille qui ait souffert de l'estomac. Réglée régulièrement depuis l'âge de 18 ans. Mariée à 24 ans elle a accouché trois fois, la dernière fois en février 1880 d'un enfant mort. Les deux autres enfants sont morts peu de temps après leur naissance. Depuis 1878 elle souffre de l'estomac et son état s'était aggravé pendant les cinq derniers mois de sa dernière grossesse. Elle avait alors de fréquents renvois acides, plusieurs vomissements chaque semaine; quinze jours avant son accouchement elle a vomi du sang et en trouva quelques jours après dans ses garde-robes. Depuis, les vomissements ont continué régulièrement tous les six ou huit jours, étaient très copieux chaque fois et avaient une odeur pénétrante.

Entrée le 16 novembre 1881. La langue est un peu saburrale et on trouve une grande dilatation de l'estomac dont la grande courbure arrive à la symphyse pubienne, la petite courbure est à deux travers de doigt au-dessus de l'ombilic. A trois ou quatre travers de doigt de l'ombilic, du côté droit, on sent une petite masse résistante.

Diagnostic : ulcère de la région pylorique avec rétrécissement de l'orifice et dilatation consécutive de l'estomac.

Les aliments pourrissaient dans l'estomac ce qui avait amené de la fièvre. Les moyens médicaux avaient été épuisés sans résultat. Craignant de voir, comme dans un cas de Wagner, la lésion s'étendre au-delà de l'estomac et intéresser d'autres organes, on opéra le 21 novembre 1881.

La partie réséquée offre sur sa face antérieure une longueur de 1 centim. 7 et sur la face postérieure 5 centim. La lumière laisse passer une bougie n° 9. L'ulcère siège sur la partie postérieure. Avec le pylore, dont les parois sont très épaissies on a amené une légère partie du pancréas qui y adhérait.

La malade, nourrie les premiers temps par des lavements, mangeait un beafsteack cru le huitième jour. Les premières selles étaient venues le 27. Le 28 première visite du pansement : on trouva une réunion par première intention.

Après avoir eu un peu de fièvre et être allée quatre fois jusqu'à 39°, la malade était complètement rétablie le vingtième jour, n'ayant plus de vomissements et digérant très bien.

L'opérée fut présentée le 1 juin 1882 au Congrès des chirurgiens allemands à Berlin ; elle se portait parfaitement bien et avait un excellent aspect.

Observation XXIX

Lauenstein, 3 janvier 1882. *Arch. de Laugenbeck,* Bd. XXVIII. Hft. 2.

Femme de 34 ans, ayant toujours été très pâle et ayant toujours eu les mains et les pieds froids. Réglée régulièrement depuis l'âge de 14 ans. Mais ses règles ont toujours été peu abondantes et pâles. Mariée depuis dix ans, elle a eu trois enfants. Les deux aînés (7 et 5 ans) vivent, le troisième est mort il y a un an à l'âge de 1 an.

Depuis très longtemps elle souffre de douleurs d'estomac qui apparaissent après les repas. De temps en temps, elle a des vomissements de matières alimentaires. Constipation depuis longtemps habituelle.

Depuis février 1881, elle sent une tumeur dans le côté droit. Un chirurgien et un gynécologiste, consultés en avril 1881, pensèrent à un rein flottant ou une tumeur de l'épiploon. En effet, la malade souffre beaucoup moins dans le décubitus dorsal que dans la station verticale. Pendant ses couches, elle s'est toujours trouvée très bien.

Lauenstein la vit, pour la première fois, le 23 novembre 1881. Au-dessous de l'ombilic, on trouvait, derrière la paroi abdominale, une petite masse dure, mobile, se laissant porter dans l'hypocondre droit, mais si on la portait à gauche, on provoquait de la douleur. Cette tumeur a à peu près la forme d'un rein et sa grosseur, elle est convexe en haut et présente sa plus grande longueur dans le sens tranversal.

En palpant soigneusement des deux mains dans la région lombaire, on arrive à sentir l'extrémité du rein gauche, mais rien à droite. Les organes génitaux sont normaux, l'urine également, comme qualité et comme quantité.

Après cet examen, Lauenstein admit aussi l'hypothèse d'un rein flottant du côté droit, le gauche étant à sa place. La diminution de la douleur dans le décubitus dorsal, son augmentation dans la station verticale et la marche parlent en faveur de ce diagnostic. Les vomissements, qui surviennent de temps en temps, ne semblent pas le contredire.

Le seul caractère qui pût l'infirmer, était le siège de la tumeur immédiatement derrière la paroi et sa persistance à revenir à sa place après un déplacement, même dans le décubitus dorsal. De plus, le rein flottant ne présente pas habituellement sa convexité en haut. Il fallait donc faire intervenir des adhérences, pour maintenir le diagnostic.

Les douleurs étant encore supportables, rien ne pressait pour opérer et on laissa la malade, dont on n'entendit plus parler jusqu'à la fin de décembre 1881.

A cette époque, l'état s'était aggravé : les douleurs presque continues, même la nuit, n'étaient plus supportables. L'appétit avait disparu, les vomissements continuaient. On retrouva, d'ailleurs, les mêmes signes qu'au premier examen, sauf que la tumeur avait grossi. La malade demandait à tout prix une opération. On l'opéra donc le 3 janvier 1882.

Après l'incision de la paroi on trouva une tumeur charnue qu'on reconnut siéger au pylore. Les parois sont dures et cette dureté s'étend sur la grande courbure. Dans le petit et le grand épiploon on trouve quelques ganglions lymphatiques, gros, mous, à aspect charnu. Malgré sa mobilité apparente le pylore adhérait très fort par derrière et ses adhérences s'étendaient jusqu'au colon transverse. Pour rompre ces adhérences il fallut désinsérer le mésocolon sur une assez grande étendue.

La partie réséquée présentait à la grande courbure une longueur de 15 cm., 10 cm. à la petite, à son extrémité duodénale une circonférence de 12 cm. au milieu 22 cm. 5, à son extrémité stomacale 23 cm. L'examen microscopique ne fit pas reconnaître la moindre trace d'éléments cancéreux. Sur le paroi postérieure siégeait un ulcère cratériforme à bords épais. Cet épaississement s'étendait sur toute la paroi du pylore.

Le cinquième jour après l'opération, la malade présenta des signes de péritonite, le huitième jour elle mourut.

L'autopsie ne fut pas autorisée, mais on put du moins réouvrir la plaie abdominale qui était bien guérie, l'épiploon y adhérait. Les sutures gastro-duodénales tiennent bien. Dans la partie supérieure de l'épiploon vers le colon transverse on trouva un abcès circonscrit contenant une cuiller à thé de pus blanc, le colon transverse lui-même présente une gangrène des parois sur une longueur de 12 cm., commençant à 32 cm. du cœcum.

La péritonite doit avoir pour cause cette gangrène du colon qui elle-même aura été produite par la désinsertion du mésocolon.

Nous avons donnè cette observation dans tous ses détails à cause de l'intérêt qu'elle nous paraît présenter tant au point de vue du diagnostic que des suites de l'opération.

En effet cet ulcère du pylore qui présente des symptômes tels qu'on puisse en faire un rein flottant nous paraît digne d'être noté. De même la gangrène du colon survenue à la suite de la désinsertion du mésocolon nous semble bonne aussi à prendre en considération comme un exemple nouveau des nombreux accidents que l'on peut avoir à craindre dans cette opération.

Observation XXX (Van Kleef).

27 janvier 1882. Nederland, tydsch. vor geneeskunde 1882, nº 25.

Femme de 37 ans ayant depuis 15 ans des douleurs d'estomac. Traitée en 1876 pour une dilatation de cet organe, elle vit reparaître sa douleur en mars 1881 ; en même temps apparaissaient des vomissements acides contenant des matières alimentaires non digérées. En juillet elle eut plusieurs gastrorrhagies assez abondantes. Soumise à un lavage régulier par la pompe son état s'améliora un peu et se maintint ainsi jusqu'au commencement de 1882.

A cette époque les symptômes reparurent et le 4 janvier elle eut deux gastrorrhagies très abondantes. Elle présentait des signes d'anémie très marqués : palpitations, souffle aortique, etc... était très affaiblie, ne se nourrissait plus que par des lavements et paraissait près de succomber.

On l'opéra le 27 janvier 1882. Le diagnostic « ulcère et rétrécissement du pylore » avait été posé.

La tumeur ne présentait pas d'adhérences. La partie réséquée a une longueur de 5 cent. et une largeur de 4 cent. La lumière admet difficilement une petite plume. Sur la paroi antérieure on trouva un ulcère arrondi entouré de sillons concentriques. Les parois sont très épaissies.

Au sixième jour après l'opération la plaie abdominale était réunie par première intention. Le 10 février la malade se levait, pesant 33 kil., huit jours après 34 kil. et demi. A sa sortie, le 12 mars, elle pesait plus de 45 kil., avait bon appétit, digérait bien. Depuis elle a présenté de temps en temps quelques signes de catarrhe stomacal qu'un régime a combattu victorieusement.

Ici se termine la série des observations de résection opérée. Nous allons maintenant donner, pour être complet, l'exposé de deux cas où, l'opération commencée, c'est-à-dire la paroi incisée, on s'arrêta, la tumeur ayant été reconnue non propre à être extirpée.

INCISION EXPLORATRICE NON SUIVIE D'OPÉRATION

Observation XXXI (Czerny).

17 octobre 1881. Arch. de Langenbeck. Bd. XXVII. Hft. 4.

Femme de 41 ans, bien portante jusqu'il y a trois ans. A cette époque elle ressentit de violentes douleurs à l'épigastre, douleurs qu'accompagnaient des vomissements de matières alimentaires ne contenant jamais de sang. Cet état s'amenda peu à peu jusqu'au printemps de 1881 où les mêmes symptômes reparurent accompagnés d'un amaigrissement et d'une perte de forces très marquée. Selles diarrhéiques, œdème des malléoles, disparition des règles.

A son entrée elle est très faible et on trouve à droite de l'ombilic une tumeur dure, de la grosseur d'un œuf d'oie.

Opération le 17 octobre 1881. Après l'incision on constate que la plus grande partie de la paroi antérieure de l'estomac est le siège d'une infiltration cancéreuse qui s'étend jusqu'au-dessus du cardia. En plus les ganglions lymphatiques du ligament gastro-hépatique sont infiltrés.

Dans ces conditions on ne crut pas devoir continuer l'opération et l'on referma la plaie abdominale qui guérit sans fièvre. La malade fut renvoyée chez elle le 6 novembre.

Observation XXXII (Lauenstein).

15 décembre 1881. Arch. de Langenbeck. Bd. XXVIII.

Homme de 50 ans bien portant jusqu'au commencement de juin. Depuis cette époque il a de violentes douleurs d'estomac accompagnées de temps en temps de vomissements. Il y a six semaines qu'il s'est aperçu de la présence d'une tumeur à droite de l'ombilic. Depuis les dernières semaines les vomissements sont devenus plus fréquents, très abondants, suivant les repas de quelques heures. Depuis trois mois il a perdu 50 livres.

A son entrée, le 17 décembre 1881, il a cependant un appétit encore passable, les muqueuses pâles, l'haleine fétide, une exagération très marquée de la sécrétion salivaire. Ce liquide lui coule de la bouche en grande quantité. Les poumons sont emphysémateux, les battements du cœur faibles, le pouls très petit, avec 65 pulsations par minute.

L'estomac présente une certaine dilatation, sa grande courbure se trouvant à deux doigts au-dessous de l'ombilic.

A droite et en haut de l'ombilic on trouve une tumeur un peu moins grosse que le poing, lisse, un peu mobile.

Vu la faiblesse du malade, on lui fait le 12 décembre une transfusion intra-péritonéale de 500 gr. de sang humain frais et défibriné. L'opération réussit très bien.

Le 15 décembre on procède à l'incision de la paroi abdominale. On trouve alors le pylore dur, épaissi et derrière lui une tumeur très adhérente au pylore lui-même et à la tête du pancréas. Dans le grand et le petit épiploon, un certain nombre de ganglions infiltrés gros comme des cerises. L'infiltration du pylore s'étend sur la petite courbure, et derrière elle on trouve d'autres ganglions qui semblent se continuer avec la tumeur du pylore.

Devant cet état de choses, on renonça à l'opération de la résection, et on établit une fistule gastro-intestinale.

Le malade mourut le 8 décembre au matin.

MANUEL OPÉRATOIRE

Préparation. — Avant l'opération, on a préparé l'estomac du malade, c'est-à-dire on l'a débarrassé des matières plus ou moins altérées qu'il contient. Dans ce but on fait pendant les deux ou trois jours qui précèdent et le jour même de l'opération des lavages avec de l'eau tiède ou une solution tiède d'acide salicylique.

L'opération elle-même est divisée en cinq temps.

Premier temps. *Incision de la paroi.* — Nous nous trouvons en face de deux procédés : Rydygier recommande d'inciser sur la ligne blanche, Billroth et Volfler veulent qu'on le fasse obliquement sur la tumeur même. Le premier voit dans sa méthode l'avantage de ne sectionner aucun muscle et de n'ouvrir aucune gaîne. Les derniers pensent que la leur donne plus de liberté pour agir sur la partie à réséquer. Quelle que soit l'incision qu'on choisisse, elle intéresse la paroi jusqu'au péritoine exclusivement, et l'on a soin de bien assurer l'hémostase avant d'attaquer la séreuse que l'on coupe suivant une ligne coïncidant avec l'incision primitive. La longueur de cette incision est évidemment variable suivant les besoins de l'opération. Pour fixer les idées, disons que jusqu'ici elle a été généralement comprise entre 10 et 15 centimètres. Puis on examine avec soin la tumeur, facile dès lors à étudier, pour reconnaître si elle présente bien les conditions qui la rendent propre à être opérée.

Deuxième temps. *Dégagement et isolement de la tumeur.* — On commence par l'amener autant que possible dans l'incision et on procède avec grand soin à son isolement, car c'est le temps le plus important. En effet, il faut détacher l'épiploon et le ligament gastro-colique. On sectionne entre deux ligatures soit au bistouri, soit au thermo-cautère.

On doit toutefois se garder de détacher la séreuse plus loin que les points par lesquels passeront les sections duodénale et stomacale, car il pourrait en résulter une gangrène du bord de ces sections. Pendant tout le temps que dure cette partie de l'opération, on a soin de couvrir de serviettes, désinfectées et chauffées, les parties de l'estomac qui ne doivent pas être réséquées.

Troisième temps. *Résection du pylore.* — Rydygier emploie pour ce temps deux compresseurs destinés à fermer l'estomac et le duodénum immédiatement au-delà des lignes de section afin d'éviter l'écoulement possible de liquides. Chaque compresseur se compose de deux lames d'acier d'une longueur d'environ 15 cent. sur 3/4 de cent. de large, recouvertes de gomme, placées l'une en avant, l'autre en arrière de l'organe et reliées à leurs extrémités par des fils élastiques. Billroth regarde cet instrument comme inutile et gênant et le remplace par un aide armé d'éponges et chargé de surveiller soigneusement l'écoulement s'il se produit.

Avant de procéder à la section, on passe sous la tumeur isolée une compresse désinfectée et on attire bien en avant la partie à reséquer qu'on saisit dans une pince de Muzeux confiée ensuite à un aide.

Par suite de la dilatation de l'estomac, le calibre de la section stomacale sera beaucoup plus grand que celui du duodénum. Il faut donc le réduire et on y arrive en fermant l'excédent par des sutures placées de telle sorte que la séreuse soit adossée à la séreuse, par le procédé de Jobert par exemple.

Primitivement on avait fait les deux sections verticales. On a vu à la suite de l'observation IV les inconvénients que cette méthode donna à Billroth et que dès lors il fit ses incisions obliques de haut en bas et de gauche à droite afin de fermer la partie supérieure de la section stomacale et de rattacher le duodénum à la grande courbure. Si l'on veut rattacher le duodénum à la petite courbure, on incise obliquement de haut en bas et de droite à gauche. Nous avons donné à l'endroit cité la description des différentes directions proposées.

Quelle que soit la direction qu'on adopte ou qu'impose l'extension du cancer sur l'une ou l'autre des courbures, on doit commencer l'incision de l'estomac par la courbure opposée à celle à laquelle on veut relier le duodénum. Cette section se fait au moyen de ciseaux coupant les deux parois ensemble. A chaque coup, on pince les petits vaisseaux qui donnent du sang et l'on continue ainsi jusqu'à ce que l'on ait coupé toute la partie destinée à être fermée par les sutures réductrices. Avant d'achever la section de la paroi stomacale, on fait les sutures d'occlusion indiquées plus haut et on ne coupe pas encore les fils qui vont servir à maintenir l'estomac en avant. Ce n'est qu'après cette occlusion faite qu'on procède à la section de la partie destinée à recevoir le duodénum.

La tumeur ainsi détachée de l'estomac, il ne reste plus qu'à la séparer du duodénum, ce que l'on fait facilement en employant encore les ciseaux. On peut alors, si on n'emploie pas le compresseur, mettre provisoirement une petite éponge dans le duodénum.

QUATRIÈME TEMPS. *Affrontement du duodénum et de l'estomac.* — La tumeur enlevée, il reste à réunir le duodénum à la lumière laissée libre sur la section stomacale. On le fait par les procédés en usage pour les sutures intestinales. Disons toutefois que Wolfler conseille, afin de faciliter l'affrontement, de placer quelques uns des fils sans les fermer, alors que le duodénum n'est encore coupé qu'à moitié.

Pour toutes les sutures Billroth préfère la soie phéniquée au catgut comme se résorbant moins vite.

CINQUIÈME TEMPS. *Fermeture de la plaie abdominale.* — Avant de procéder à ce dernier temps, l'opérateur passe soigneusement en revue toutes ses sutures et ligatures, s'assure qu'elles tiennent bien, puis lave doucement les parties avec un liquide antiseptique. Ces précautions prises il ferme et panse la plaie par les procédés en usage dans la laparotomie.

Traitement après l'opération. — L'indication la plus importante est de veiller au mode d'alimentation de l'opéré. Pendant les vingt-quatre ou quarante-huit premières heures, on ne lui donne que des lavements nutritifs auxquels on peut joindre un peu d'opium. A partir de ce moment on donne graduellement des aliments liquides dont on augmente peu à peu la quantité. Il est bon de savoir quels étaient, avant l'opération, les aliments de cette nature que le malade supportait le mieux. Ce n'est que vers le quinzième jour qu'on commence à donner un peu de viande légère.

RÉFLEXIONS

Si nous résumons les résultats que nous donnent ces observations, nous trouvons que sur vingt-sept résections du premier groupe il se présente 4 cas (Ob. 3. 8. 11. 16) et sur 3 du second groupe 2 cas (Ob. 28.30) où le malade a joui après l'opération d'une vie suffisamment longue et suffisamment bonne pour qu'on puisse le considérer comme en ayant tiré profit.

Nous nous étendrons peu sur les observations du second groupe parce que : 1° il n'est guère possible avec un si petit nombre d'observations de tirer quelques considérations sérieuses et 2° l'ulcère simple relevant surtout de la pathologie interne, nous ne pensons pas qu'on propose souvent un traitement chirurgical pour cette affection.

Quant au premier groupe, si le nombre des morts par suite de l'opération est considérable, on ne peut guère s'en étonner si l'on remarque combien de fois cette tentative de traitement a été entreprise dans des cas où il n'y avait pas grand résultat à en attendre. En effet, quel succès peut-on espérer d'une opération dans laquelle on aura été obligé, pour enlever le pylore, de léser assez profondément des organes très importants, le pancréas par exemple? Et les cas de ce genre ne manquent pas dans ce recueil où il faut une foi robuste pour penser qu'un malade pourra retirer quelque avantage d'une opération pareille pratiquée dans de pareilles conditions.

Rydygier fit sur ce point des expériences sur des chiens, expériences qui lui ont montré qu'un chien supporte assez bien l'excision d'une petite partie du pancréas si le canal pancréatique n'est pas intéressé. Malgré ce résultat, et comme conséquence de l'analyse des faits connus, il arrive à cette conclusion qu'il regarde, dans le cancer du pylore, une adhérence avec le pancréas comme une contr'indication formelle pour l'opération (V. Sammlung etc... n° 220).

C'est contre cet abus que s'élevait déjà Billroth dans le Congrès des chirurgiens allemands à Berlin en 1882, lorsqu'il s'étonnait de voir la rapidité avec laquelle se sont multipliées les résections de pylores cancéreux. Quant à lui, il considère comme assez rares les cas où on peut tenter l'opération, étant donné d'une part que souvent les malades se présentent trop tard, alors qu'ils ne sont plus opérables, et que, d'autre part, lorsqu'il serait peut-être encore temps, on n'est pas toujours assez fixé sur le diagnostic.

Ce cri d'alarme semble avoir été entendu en Allemagne. En effet nous trouvons un assez grand nombre de résections de pylores cancéreux opérés dans ce pays en 1881, tandis que presque toutes les observations de 1882 viennent d'autres contrées.

Ce qui vient d'être dit amène forcément la question

suivante : « Est-il possible de reconnaître les cas où l'on peut avoir chance de réussir et de les distinguer de ceux où l'opération ne donnera comme résultat que d'accélérer la fin d'un malade qu'il vaudrait mieux laisser mourir de ce que l'on appelle, par antiphrase sans doute, sa belle mort? »

Question importante s'il en fut, mais que, malheureusement, nous ne croyons pas encore près de sa solution.

Nous ne pouvons guère chercher à la résoudre que par l'étude des caractères communs que peuvent présenter les observations des cas où le résultat a été heureux. Or, pourra-t-on arriver à établir ainsi un ensemble de signes suffisant pour poser sûrement le pronostic? A beaucoup près, nous ne le pensons pas, et c'est tout au plus si on arrive à quelques présomptions.

En effet, passons en revue ces caractéres :

1° *Le sexe.* — Les quatre privilégiés du premier groupe étaient des femmes. Doit-on en conclure que le sexe féminin est un élément favorable de pronostic? Quatre observations ne suffisent pas pour poser une loi et, en outre, ce fait perd beaucoup de sa valeur si on remarque que sur 22 observations dans lesquelles le sexe est mentionné on trouve quinze femmes et sept hommes.

2° *L'âge du patient.* — A priori on doit penser qu'un âge peu avancé ne peut être que favorable à l'issue de l'opération. Et, en effet, ces quatre femmes étaient âgées une de 28 ans, une de 36, une de 43 et une de 52, et par conséquent, surtout les trois premières, relativement jeunes pour des cancers de l'estomac. Il est bon d'ajouter cependant que les autres observations contiennent d'assez nombreux exemples d'opérés plus jeunes au moins que les deux dernières.

3° *L'âge de la maladie.* — Ce caractère peut passer pour un des plus importants lorsqu'il s'agit de cancer. Il n'est personne, pensons-nous, qui contestera qu'il y ait avantage à opérer le plus tôt possible, c'est-à-dire avant que les ganglions soient atteints, avant que la tumeur se soit propagée au loin.

C'est bien aussi ce qu'établit l'étude des faits : sur nos quatre observations il en est trois qui l'indiquent très nettement et nous regrettons que la quatrième ne contienne pas de renseignements à ce sujet. Dans ces trois cas (obs. 3, 11 et 16) l'apparition des premiers symptômes ne remontait pas au delà de trois mois, et même dix semaines pour l'une. Mais malheureusement il arrive trop souvent qu'à une époque aussi peu avancée de la maladie le diagnostic ne sera pas encore suffisamment assis et que de cette façon le malade perdra le bénéfice qu'il aurait peut-être tiré d'une opération faite en temps opportun. Aussi, dans ces quatre observations, ce qui nous paraît avoir été le plus favorable aux patients, c'est l'apparition presque brusque des premiers symptômes, ce qui a porté les malades à demander de bonne heure les secours de l'art. Ce mode de début est loin d'être la règle dans les affections cancéreuses, à marche généralement si insidieuse. Aussi est-il permis de prévoir dès aujourd'hui que bien peu de cancéreux auront chance d'en profiter.

4° *La nature du cancer.* — L'examen microscopique n'a pas été fait pour tous les pylores extirpés. Nous le regrettons vivement, car il nous a semblé que ce caractère n'est peut-être pas sans importance. En effet dans les quatre observations en question que trouvons-nous? Pour les quatre nous avons trois *colloïdes* et un *glandulaire*. Si on rapproche ce fait de ce que dans les autres cas où la tumeur a été analysée on n'a pas rencontré de cancer de cette nature, il peut se faire qu'il prenne une certaine valeur.

Mais, dira-t-on, comment reconnaître avant l'opération si le cancer appartient à ces variétés ou aux autres? A cette question nous répondrons par une autre : « Existe-t-il une relation entre le mode brusque, inaccoutumé de l'apparition des symptômes que nous faisions ressortir tout à l'heure et cette nature du cancer? ou y a-t-il ici une simple coïncidence? »

Certes nous n'avons pas, avec un si petit nombre d'observations, la prétention de résoudre ce problème? Aussi nous contentons-nous de le poser, attirant sur lui l'attention des observateurs. Car il nous paraît certain que, si des observations ultérieures en nombre suffisant parvenaient à établir cette relation, cela ne serait pas sans une grande importance pour la question des cancers en général et des cancers du pylore en particulier.

Disons dès maintenant, pour donner plus d'autorité à notre proposition, que cette remarque que nous avons communiquée à M. le professeur L. Le Fort lui a paru assez intéressante pour qu'il ait cru devoir y insister dans une leçon qu'il fit quelques jours après sur l'opération dont nous nous occupons.

D'ailleurs, serait-il bien établi que le cancer colloïde (grâce à ce mode particulier de début) apporte à l'opérateur plus d'espoir, cela ne ferait encore que diminuer les chances de salut des cancéreux en général, puisque tous les auteurs sont d'accord pour dire que cette nature du cancer est la forme la plus rare des cancers de l'estomac.

Nous passons maintenant à l'étude d'un autre caractère que nous avons laissé pour le dernier à cause de son importance. Nous voulons parler de :

5° *Le manque d'adhérences de la tumeur.* — Il nous paraît inutile d'établir que ce manque d'adhérences est une des premières conditions de succès; tout le monde est d'accord sur ce point. Mais est-il possible, avant l'opération, de reconnaître si le pylore a oui ou non contracté des adhérences avec les organes voisins ?

On penserait volontiers qu'une mobilité bien marquée et bien constatée à l'examen extérieur est un signe de manque d'adhérences. C'est encore un espoir que nous sommes obligé de détruire.

En effet, il suffit de jeter les yeux sur nos observations X, XII, XIII, XXI, pour être convaincu qu'une grande mobilité apparente de la tumeur ne donne pas le droit de déduire qu'elle est libre.

Cette étude nous prouve surabondamment qu'il n'est pas encore possible de répondre d'une façon satisfaisante à la question que nous posions plus haut : « A quels signes extérieurs reconnaître que l'on a des chances de succès ? Aussi croyons-nous ne pouvoir mieux faire que de rappeler à ceux qui peuvent être partisans de l'opération, le conseil de Billroth, d'après lequel il faut, une fois l'incision abdominale faite et la tumeur bien examinée alors, ne pas avoir honte de s'arrêter et se contenter de suturer l'ouverture de la paroi, pour peu que la tumeur présente des conditions telles qu'on ne puisse l'enlever sans léser les organes voisins.

Dès le début nous nous sommes imposé la plus grande réserve en ce qui touche la discussion générale de la légitimité de cette opération. C'est un soin que nous laissons à chacun et surtout à de plus expérimentés et plus compétents que nous. Toutefois il nous semble que, sans sortir de cette réserve, nous pouvons examiner rapidement le côté que nous appellerions volontiers philosophique de la question. Or à ce point de vue, il nous paraît que, dans l'état actuel de la science, la résection du pylore n'est plus destinée à être tentée bien souvent comme traitement du cancer de cet organe.

En effet, supposons un malade atteint de cette affection et arrivé à un moment où le diagnostic a pu être assis d'une façon assez certaine. N'avons-nous pas vu qu'à cette époque l'opération sera presque certainement fatale, grâce au développement du cancer sur les organes voisins qu'il faudra léser trop profondément pour que la survie soit possible, si l'on veut, ce qui doit être le but dans une opération de cancer, enlever toutes les parties atteintes par le mal?

D'un autre côté supposons la maladie encore peu âgée et le diagnostic cependant déjà assuré, c'est-à-dire, plaçons-nous dans les meilleures conditions possibles. Eh bien ! à ce moment où, en somme, le malade a encore un certain temps à vivre, arrivera-t-il souvent que le chirurgien aille empoisonner les quelques mois qui restent encore à son client en lui révélant que le mal dont il est atteint le condamne fatalement ? Et cela dans quel but, moyennant quelle compensation? Pour lui offrir une tentative de traitement dont il ne peut en aucune façon prévoir le résultat et qui jusqu'ici s'est montrée si meurtrière.

Nous pensons que beaucoup de médecins préféreront laisser leur malade aux illusions que lui donne l'ignorance, plutôt que de l'exposer aux dangers si grands d'un traitement sur lequel on ne peut guère compter. Et du reste les conditions où nous nous plaçons se rencontreront si rarement que bien peu souvent on anra même à discuter si les chances de salut compensent les chances de mort par l'opération.

Et pourtant il s'est présenté des cas où nous-même avons considéré l'opéré comme ayant tiré profit de la résection. C'est précisément l'existence de ces faits qui rend discutable ce mode de traitement. Aussi n'avons-nous pas voulu établir que jamais on ne devra y avoir recours, nous avons seulement eu pour but de montrer combien rarement le chirurgien s'y décidera.

Il sera certainement intéressant pour le lecteur d'avoir sur le sujet que nous venons de traiter l'appréciation d'un maître. Notre thèse étant surtout un recueil de documents nous y ajoutons, à ce titre, les paroles que prononçait il y a quelques jours dans une de ses plus récentes leçons M. le professeur L. Le Fort à propos de l'opération qui nous occupe.

Voici comme il s'exprimait :

« Je viens de vous résumer, Messieurs, les trente observations aujourd'hui connues dans lesquelles la résection « du pylore a été tentée. Nous avons vu quelles avaient « été les incertitudes du diagnostic, souvent les surprises

« au début de l'opération, toujours les difficultés pendant « son exécution. Nous avons maintenant à examiner si « cette opération est acceptable, si elle est utile ou si, au « contraire, elle doit être rejetée.

« J'élimine tout d'abord son intervention dans la théra- « peutique de l'ulcère simple de l'estomac. Il n'est pas « admissible qu'un chirurgien, ayant porté ce diagnostic, « pratique une opération aussi meurtrière alors qu'il s'agit « d'une maladie compatible avec la vie et qu'on peut espé- « rer guérir avec des moyens médicaux et hygiéniques. « Les deux succès de Rydygier et de Van Rleel n'inno- « centent pas l'opération qui a tué la malade de Lauens- « tein.

« L'idée de la résection du pylore dans les cas de can- « cer, idée que nous ne présentions il y a vingt ans que « sous forme de mystification, ainsi que je le rappelais dans « le manuel de médecine opératoire de Malgaigne, s'est « réalisée depuis trois ans sous des influences les unes légi- « times et louables, les autres absolument blâmables.

« S'il est pour le médecin un spectacle douloureux c'est « celui d'un malade qu'il voit s'acheminer peu à peu vers « la mort aux milieu des horribles tortures de la faim. « Aussi, lorsqu'il songe que la cause de ce supplice per- « manent, de cette mort inévitable est une lésion encore « toute locale, on comprend que le chirurgien se demande « s'il ne pourrait pas sauver ce malheureux en interve- « nant par une opération quelque difficile, quelque péril- « leuse qu'elle puisse être, pourvu qu'elle donne au con- « damné quelques chances sérieuses d'échapper à la mort. « Mais à côté de cette influence légitime et louable, il en

« est d'autres moins légitimes et blâmables qui ont eu « pour résultat de multiplier depuis quelques années des « opérations extraordinaires. L'extirpation inutile de quel- « ques estomacs, de quelques utérus, de quelques rates, « de quelques reins, de quelques corps thyroïdes procure « en quelques jours, grâce à la publicité des académies et « des journaux, une notoriété que n'aurait pas procurée « une longue pratique plus sage, plus véritablement chi- « rurgicale.

« Péan, sous la menace de voir son malade se suicider, « confiant dans son habileté opératoire, enhardi par le « succès de quelques audaces antérieures, tente le pre- « mier l'opération de la résection du pylore. Billroth après « Rydygier suit son exemple, un premier succès l'encou- « rage et l'éminent professeur de Vienne répète trois fois « de suite l'opération. Malgré l'insuccès des autres ten- « tatives, c'est à qui en Allemagne ajoutera son nom à la « liste des opérateurs. En une année 18 résections sont « pratiquées et bientôt Billroth lui-même rappelle à la pru- « dence ses imitateurs trop empressés. L'année 1882 ne « mentionne pour l'Allemagne que trois opérations ; mais « elle fait son tour du monde et nous la retrouvons au « Brésil, en Amérique, en Suisse, en Italie, en Angleterre « et en Hollande.

« La résection du pylore pour cancer est-elle légitime, « acceptable? c'est ce qu'il nous faut examiner. S'il existe « en médecine un principe qui nous dit : *melius anceps* « *remedium quam nullum*, ce principe fort discutable du « reste, a pour corollaire un autre principe, celui-là abso- « lument inattaquable : *primo non nocere*. Pour qu'une

« opération soit légitime il faut qu'elle puisse laisser espé-
« rer comme probable la guérison ou le soulagement du
« malade. Il faut que le risque de l'opération ne dépasse
« pas le bénéfice possible qu'en peut retirer l'opéré. Tels
« sont les principes qui doivent présider à notre jugement.
« La résection du pylore peut-elle laisser espérer la gué-
« rison définitive ou temporaire? Deux des cas de Bill-
« roth, un de Wolfler et de Czerny entraînent une réponse
« affirmative ; mais cette affirmation n'est pas sans de lar-
« ges restrictions. La première opérée de Billroth n'a eu,
« en échange des formidables dangers de mort immédiate
« que quatre mois de survie, les trois autres ont sur-
« vécu jusqu'à présent ; mais combien de temps se pro-
« longera cette guérison encore récente? L'avenir nous le
« dira.

« Pour que la guérison d'un cancer soit possible, il faut
« que le mal puisse être enlevé dans sa totalité, et pour
« que cette extirpation totale soit faite, il faut qu'il ne soit
« pas étendu au delà du pylore, qu'il n'envahisse ni les
« ganglions, ni une trop grande étendue du pancréas,
« puisque toute résection un peu large du pancréas en-
« traîne presque fatalement la mort. Or jusqu'à présent
« rien ne permet d'affirmer l'état réel des choses. Lücke
« fait une opération à un homme encore jeune, malade
« depuis peu, mangeant bien, digérant mieux encore,
« n'ayant jamais d'hématémèse, c'est-à-dire dans des con-
« ditions où, à la lecture de l'observation, on ne comprend
« pas qu'on puisse songer à ouvrir le ventre d'un malade.
« On allègue, il est vrai, que la tumeur stomacale est mo-
« bile et que le cas paraît favorable à l'opération. Et

« cependant, une fois les viscères mis à nu, on constate « qu'il existe des adhérences intimes avec le pancréas. Des « surprises analogues ont été réservées à la plupart des « opérateurs. Or quand on se trouve en présence d'une « opération inutile, si elle n'est pas complète, et qui tuera « le malade si malgré tout on la complète, une opération « faite pour enlever un mal dont nous ne pouvons encore « aujourd'hui, deviner d'avance la nature et l'étendue, « nous avons le droit de dire, malgré les succès de Billroth, « de Wolfler et de Czerny, que cette opèration ne peut « nous laisser espérer comme probable la guérison ou le « soulagement du malade.

« Les risques ne sont pas davantage en rapport avec les « bénéfices possibles. Quand il s'agit d'une de ce maladies « qui menacent le malade d'une mort certaine, d'un ané- « vrysme, d'un kyste ovarique, de certains fibromes uté- « rins, de tumeurs thyroïdiennes comprimant la trachée, « de ces maladies dont une opération peut amener la gué- « rison définitive, on peut ne pas hésiter devant un danger « certain, car, si les risques sont grands, le bénéfice est « immense puisqu'on a en parallèle deux termes absolus : « la mort, la guérison.

« Mais les choses se modifient beaucoup quand il s'agit « de cancers. Ici l'un des termes n'est plus que relatif « puisque la guérison, le plus souvent, n'est que tempo- « raire. L'atténuation d'un des termes entraîne l'atténua- « tion de l'autre. Or la certitude du péril ne peut plus « compenser l'incertitude du résultat. Malgré la probabilité « des récidives, nous opérons les cancers du sein, de la « face, de la langue, des membres, même quand il faut

« en faire l'amputation, parce que si le bénéfice peut n'être « que temporaire, le danger de l'opération est du moins « minime. Mais il n'en est plus de même quand il s'agit « de cancer de l'estomac : la grandeur du danger de l'o- « pération n'est plus en rapport avec la probabilité d'un « résultat favorable. Quelques mois de vie donnés à quatre « malades ne compensent pas la mort de vingt-trois opérés « tués par le chirurgien.

« Sans doute on pourra dire : la mort était inévitable, « si je l'ai hâtée, c'était dans l'espoir d'obtenir une gué- « rison que seule l'opération rendait possible : *melius « anceps remedium*. Mais nous pouvons répondre : *primo « non nocere* ; or ici la nocuité est évidente.

« Péan avait du moins pour lui cette excuse que son « malade le menaçait de suicide ; mais ce sont là des cas « exceptionnels. Si l'opération est faite tardivement, quand « le cancer s'est étendu au delà du pylore, la guérison de « l'opération est plus que douteuse, la guérison du mal « impossible. Il faudrait donc opérer de bonne heure, « c'est-à-dire avant que les vomissements incessants, la « faim inassouvie aient fait entrevoir au malade la gravité « de son état. Quel est le chirurgien qui osera pousser la « cruauté jusqu'à dire à son malade encore confiant, « qu'une mort prochaine est inévitable ? Et, s'il ne le lui « dit pas, comment pourra-t-il le décider à une opération « aussi terrible ? Osera-t-il dire que l'opération qu'il « lui propose, tue une fois sur sept, ou bien cherchera-t-il « à lui cacher la gravité de l'opération ? La vie humaine « doit être respectée et nous n'avons pas le droit de nous « substituer à nos malades en nous faisant l'arbitre de

« leur vie. Le chirurgien manquerait donc à son devoir « si, pour déterminer un cancéreux à se laisser opérer, « il lui représentait comme peu dangereuse une opération « dont le danger est immense, comme certaine et défini- « tive et même seulement probable une guérison fort aléa- « toire et seulement temporaire. Malgré les quatre succès « que je vous ai signalés, je continue donc à repousser, à « condamner la résection du pylore.

« Cette condamnation doit-elle être sans appel? C'est « le secret de l'avenir. L'expérience des faits nous montre « que presque tous les malades guéris étaient atteints « d'une forme particulière de cancer, le cancer colloïde. « Chez la plupart d'entre eux le début avait été brusque « et la marche du mal avait présenté des caractères par- « ticuliers. Jusqu'ici l'anatomie pathologique s'était sur- « tout préoccupée de la nature du cancer pylorique et de « la corrélation des symptômes avec la lésion, afin d'ar- « river au diagnostic de la maladie. Dorénavant, elle aura « à rapprocher le mode d'apparition, la succession, la na- « ture des symptômes, de l'existence des adhérences, de « l'existence des complications pancréatiques ou autres « dans le but de tirer quelques indices qui pourront indi- « quer la possibilité matérielle d'une intervention active. « Jamais la résection du pylore ne sera le traitement ré- « gulier du cancer de l'estomac, mais peut-être, ce que je « n'espère guère, l'avenir nous réserve-t-il de pouvoir, « dans quelques cas exceptionnels, accepter une opéra- « tion aujourd'hui absolument inacceptable. »

INDEX BIBLIOGRAPHIQUE

Pour le manuel opératoire voir :

Rydygier. — In Archives de Langenbeck Bd 26, 1881, et Sammlung Klin. Vortr. N° 220.

Wolfler. — Ueber die von H. P. Billroth ausgeführ. resect. des carcimatosen Pylorus. Vienne 1881.

Pour les résections de la paroi de l'estomac :

Cas de **Cavazzini.** — L. H. Petit in Revue des sciences médicales de G. Hayem, 1880, N° 16.

— **Torelli.** — Bullet. de science méd. Bologna, nov. 1878.

— **Esmarch**. — Compte rendu du VIIIe Congrès des chirurgiens allemands.

— **Billroth.** — Wiener med. Wochensch. 1877, N° 38.

Voir en outre :

Revue des sciences médicales de G. Hayem, 1881, N° 18.

Blum, in Archives générales de médecine, de Lasègue, sept. 1882.

Pour les observations, les indications bibliographiques ont été placées en tête de chacune d'elles.

Imp. A. DERENNE, Mayenne. — Paris, boulevard Saint-Michel, 52.

www.ingramcontent.com/pod-product-compliance
Ingram Content Group UK Ltd.
Pitfield, Milton Keynes, MK11 3LW, UK
UKHW020430230726
13925UKWH00004B/1673